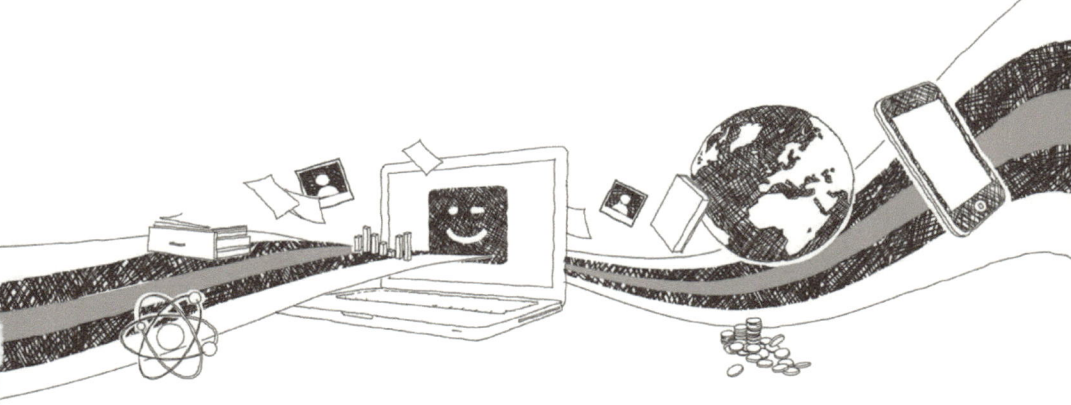

Bibliografische Information der Deutschen Nationalbibliothek:

Die Deutsche Bibliothek verzeichnet diese Publikation in der Deutschen National-bibliografie; detaillierte bibliografische Daten sind im Internet über http://dnb.d-nb.de/ abrufbar.

Impressum:

Copyright © 2020 GRIN Verlag
Druck und Bindung: Books on Demand GmbH, Norderstedt Germany
ISBN: 9783346152121

Dieses Buch bei GRIN:

https://www.grin.com/document/539360

Anonym

Gewalt in der Pflege. Verdeutlichung eines Tabuthemas

GRIN Verlag

GRIN - Your knowledge has value

Der GRIN Verlag publiziert seit 1998 wissenschaftliche Arbeiten von Studenten, Hochschullehrern und anderen Akademikern als eBook und gedrucktes Buch. Die Verlagswebsite www.grin.com ist die ideale Plattform zur Veröffentlichung von Hausarbeiten, Abschlussarbeiten, wissenschaftlichen Aufsätzen, Dissertationen und Fachbüchern.

Besuchen Sie uns im Internet:

http://www.grin.com/

http://www.facebook.com/grincom

http://www.twitter.com/grin_com

„Gewalt in der Pflege"

Verdeutlichung eines Tabuthemas

Facharbeit im Rahmen der Zusatzqualifizierung zur Pflegedienstleitung
(Fachkraft für Leitungsaufgaben im Gesundheitswesen)
am Institut für Gesundheit und Soziales Großröhrsdorf

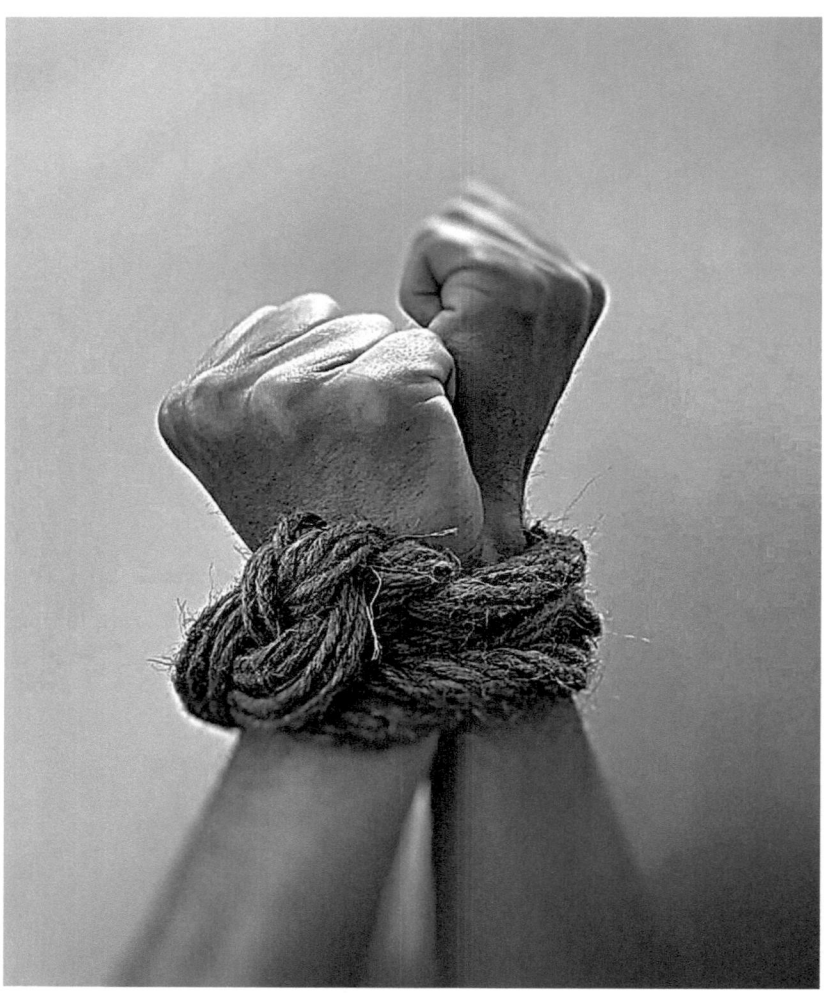

Abbildung 1 *(Autorin, 2019)*

Inhaltsverzeichnis

1. Einleitung

Immer wieder erscheint es in den Medien: „Gewalt in der Pflege".

In unserem Team werden Vorfälle besprochen und führen zu Diskussionen. Jedoch bemerkt man die Unsicherheit der Pflegekräfte in Bezug auf dieses Tabuthema.

Wo fängt Gewalt an?

Wo sind die Grenzen?

Meine Kollegen und auch ich selbst, stellen sich diese Fragen und beschäftigen sich damit. Ich arbeite in einem Wohnbereich, in dem 34 pflegebedürftige Bewohner leben. Täglich kommt es zu Grenzsituationen, mit denen wir konfrontiert werden. Tagtäglich steht man vor Herausforderungen, welche zu bewältigen sind. Personalmangel und Zeitdruck erschweren hier die Arbeit. Um jeden Bewohner individuell und nach seinen Bedürfnissen pflegen zu können, sind Eigenschaften wie Sensibilität und Einfühlungsvermögen Voraussetzung für die Arbeit auf dem Wohnbereich. Dennoch kann es auch zu Situationen kommen, in denen Pflegekräfte verbal oder auch körperlich angegriffen werden. Angriffe durch Tritte oder Beleidigungen sind nicht selten. Schnell spürt man den Stress, der dadurch entsteht. Selbst Pflegekräfte, die den Beruf schon sehr lange ausüben, professionell arbeiten und viel Erfahrung besitzen, werden in Stresssituationen ängstlich oder reagieren teilweise ungehalten dem Bewohner gegenüber. Oftmals ist die Gewalt versteckt und nicht sofort als solche ersichtlich. Auch diese Form wird anschließend näher dargestellt. Ich beschäftige mich in dieser Facharbeit mit dem genannten Thema, um herauszufinden wie man Pflegebedürftige, als auch Pflegekräfte, vor Gewalt schützen kann. Außerdem soll das Personal im Umgang mit „ungehaltenen" Bewohnern sicherer werden, sensibel und fachgerecht handeln. In meiner zukünftigen Rolle, als Leitungskraft, liegt es mir am Herzen, die Dinge beim Namen zu nennen. Dabei spielt die Kommunikation eine große Rolle, um das genannte Thema zu enttabuisieren. Ziel ist es, Gewalt vorzubeugen, Gefahrenquellen zu erkennen und damit den Bewohner als auch die Pflegekraft zu schützen. Damit verbunden kann maßgebend die Qualität und das Wohlbefinden für beide Seiten gesteigert werden.

2. Kurzer Einblick in die Pflegesituation in Deutschland

Die Anzahl der Pflegebedürftigen in Deutschland steigt, jedoch ist die Situation schon im Augenblick kaum noch durch qualifiziertes Personal abzudecken. „Im Dezember 2017 waren in Deutschland 3,41 Millionen Menschen pflegebedürftig im Sinne des Pflegeversicherungsgesetzes (SGB XI)." [1]

„Pflegebedürftig im Sinne des SGB XI sind Personen, die gesundheitlich bedingte Beeinträchtigungen der Selbständigkeit oder der Fähigkeiten aufweisen und deshalb der Hilfe durch andere bedürfen. Es muss sich um Personen handeln, die körperliche, kognitive oder psychische Beeinträchtigungen oder gesundheitlich bedingte Belastungen oder Anforderungen nicht selbständig kompensieren oder bewältigen können. Die Pflegebedürftigkeit muss auf Dauer, voraussichtlich für mindestens sechs Monate, und mit mindestens der in § 15 festgelegten Schwere bestehen (§ 14 Abs. 1 SGB XI)." [2]

Die demographische Entwicklung zeigt es deutlich. Das Durchschnittsalter beziehungsweise die Lebenserwartung erhöhen sich, doch die Geburtenrate sinkt. Es gibt weniger junge Menschen, darunter immer weniger potenzielle Fachkräfte. Der Beruf „Altenpfleger/in" wird noch immer in ein schlechtes Licht gerückt. Demzufolge entscheiden sich nicht genügend junge Menschen zu der 3-jährigen Ausbildung. Hohe physische und psychische Belastungen, Überstunden verbunden mit stetigem Zeitdruck und zu wenig Gehalt machen das Berufsbild unattraktiv. Unter dem schlechten Pflegeniveau leidet nicht nur der Pflegebedürftige, sondern auch der Pfleger im hohen Maße. Die Qualität der Versorgung droht zu sinken durch den Mangel an Personal. Viele Pflegebedürftige wünschen sich mehr Zeit bei den täglichen Verrichtungen sowie ein ruhiges und angenehmes Gespräch über Wünsche, Bedürfnisse oder die neuesten Schlagzeilen in den Nachrichten. Doch der Pfleger ist nur kurz angebunden, schaut regelmäßig nach der Uhrzeit, denn er kann es sich nicht leisten, das vorgegebene Zeitpensum zu überschreiten. Konfliktsituationen werden dabei herausgefordert. Einige alte Menschen, die Pflege in Anspruch nehmen, sind informiert über die Problematik und verstehen die Pflegekräfte. Die Anforderungen an das Personal sind sehr hoch und steigen weiterhin. Auch der Versuch, mit ausländischen Pflegekräften die Lücke zu füllen, ist bislang nicht geglückt. Man spricht von einem bundesweiten Fachkräftemangel.

---

[1] (DESTATIS Statistisches Bundesamt, 2019)
[2] (DESTATIS Statistisches Bundesamt, 2019)

3. Was ist Gewalt? Definition eins Tabuthemas

Gewalt hat viele Gesichter. Das Ergebnis von Gewalttaten muss nicht immer durch körperliche Verletzungen ersichtlich werden. Auch emotionale Schäden können Folge sein, die die Opfer mit sich tragen. Oftmals sind sich „Täter" im Pflegealltag nicht bewusst, dass sie Gewalt anwenden. Aus Zeitmangel werden dem Pflegebedürftigen Tätigkeiten abgenommen, damit die Versorgung schneller geht, obwohl er diese auch selbst durchführen könnte. Dem guten Willen der Pflegekräfte folgt, wie in dem zuvor genannten Beispiel, eine unbeabsichtigte Gewalthandlung. Auf meiner Suche bin ich auf die Definition der Weltgesundheitsorganisation WHO gestoßen, die wie folgt lautet. „Der absichtliche Gebrauch von angedrohtem oder tatsächlichem körperlichem Zwang oder physischer Macht gegen die eigene oder eine andere Person, gegen eine Gruppe oder Gemeinschaft, der entweder konkret oder mit hoher Wahrscheinlichkeit zu Verletzungen, Tod, psychischen Schäden, Fehlentwicklung oder Deprivation führt." [3]

Eine andere interessante Sichtweise liefert Rolf Dieter Hirsch: „Jede fachliche Auseinandersetzung mit der Gewalt-Problematik tendiert dazu, eigene Definitionen und Sichtweisen vorzustellen. Überwiegend wird unter Gewalt eine gegen eine Person gerichtete körperliche Handlung verstanden, die diesen spürbar schädigt (z.B. schlagen, verletzen, vergewaltigen). Andererseits kann z.B. die Gewalt gegen alte Menschen als ein Verbrechen betrachtet werden. Die entsprechende Definition stützt sich dann auf die Bausteine „Absicht", „Verletzung" und „Verursachung". Gewalt kann auch als ein soziales Problem gesehen werden. Eine entsprechende Definition wird dann die Rolle kulturspezifischer Wahrnehmungen, soziale Normen und Wertsetzungen betonen. Andere Sichtweisen verdeutlichen, dass die Gewalt nicht nur ein sozialunverträgliches Verhalten ist und betonen die Absicht, Schmerzen zuzufügen, indem sie den Begriff der Aggression direkt oder indirekt mit in die Definition einbeziehen." [4] Verschiedene Definitionen sind also unter anderem auf die Sichtweise unterschiedlicher Personenkreise und Berufsgruppen zurückzuführen. Jede dieser Gruppen bezieht Gewalt auf andere Schwerpunkte und betrachtet aus verschiedenen Blickwinkeln. Daraus ergeben sich andere Sichtweisen und Erkenntnisse. „In der Darstellung von Rolf Dieter Hirsch und Bodo Vollhardt, in Anlehnung an Johan Galtung, wird das Gewaltendreieck in Bezug auf die Gewalt gegen alte Menschen wie folgt dargestellt." [5]

---

[3] (Weltgesundheitsorganisation WHO)
[4] ((Weissenberger-Leduc & Weiberg, 2011, S. 43) Zitat nach Hirsch 2001, 2)
[5] Vgl. (Weissenberger-Leduc & Weiberg, 2011, S. 45)

Gewaltendreieck

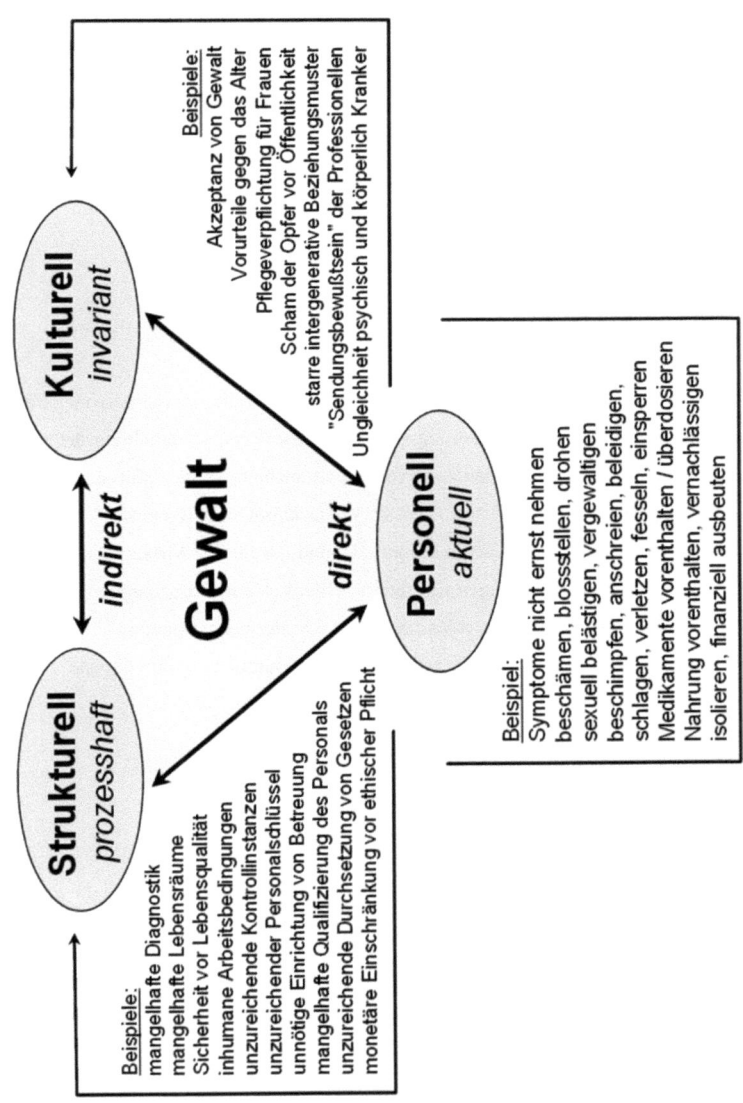

Abbildung 2 (*(Weissenberger-Leduc & Weiberg, 2011, S. 45)*, Hirsch 2003,2)

Häufig spricht man in Verbindung mit dem Thema Gewalt auch über Aggressionen. Die Aggression wird wie folgt definiert: Aggression ist ein körperliches oder verbales Handeln, das mit der Absicht ausgeführt wird, zu verletzen oder zu zerstören. Gewalt ist Aggression in ihrer extremen und sozial nicht akzeptablen Form (seelisch oder körperlich). Der Begriff Aggression beschreibt ein direktes Verhalten. Der Begriff Aggressivität beschreibt eine Disposition einer Person. [6]

4. Verschiedene Formen der Gewalt

4.1. Personelle Gewalt

1987 wurde von Margret Dieck, einer deutschen Gerontologin, die personelle/direkte Gewalt untergliedert. Diese Untergliederung vereinfacht die Veranschaulichung der vielfältigen Formen, wie ein Mensch auf einen anderen Gewalt ausüben kann. [7] „Sie unterscheidet zunächst zwischen „Misshandlung (Abuse)" und „Vernachlässigung (Neglect)"" [8] „Misshandlungen wiederum werden untergliedert in körperliche und psychische Misshandlung, finanzielle Ausbeutung sowie Einschränkungen des freien Willens; Vernachlässigungen zeigen sich als passive wie auch als aktive Vernachlässigungen." [9] In der nachfolgenden Unterteilung werde ich die Formen, mit einem eigenen Beispiel zur Veranschaulichung unterlegen.

4.1.1. Misshandlung

Körperliche Misshandlung

Beispiel: Die Pflegekraft übernimmt die morgendliche Grundpflege eines Bettlägerigen. Im stationären Ablauf muss der Bewohner angesprochen werden und jegliche Verrichtung angekündigt sein. Doch nicht immer geschieht dies, wie in der bereits genannten Weise. Es wird vor Eintreten in das Bewohnerzimmer nicht angeklopft, das Licht geht plötzlich an, die Gardine wird aufgerissen und es dauert nur noch einen Moment, bis die warme Bettdecke ohne

---

[6] (VBG Gesetzliche Unfallversicherung, 2019)
[7] Vgl. (Weissenberger-Leduc & Weiberg, 2011, S. 51)
[8] ((Weissenberger-Leduc & Weiberg, 2011), Zitat nach Dieck 1987,311)
[9] ((Weissenberger-Leduc & Weiberg, 2011, S. 51) vgl. nach Dieck 1987, 311)

Ankündigung zurückgeschlagen wird. Der nackte Körper des Bettlägerigen wird ohne jegliche Abdeckung für den Zimmernachbarn zur Schau gestellt. Es folgt der nasse Waschlappen, der das Gesicht entlangfährt, ohne Ankündigung. Eine verängstigende und zugleich beschämende Situation für den zu Pflegenden. Die Lagerung erfolgt mit festem, hartem Griff. Er wird schnell und unbehutsam von links nach rechts gedreht, mit den Worten: „Ach jetzt mach doch mal mit." Dies ist ein Beispiel, an dem keine Verletzungen durch eine Gewalttat sichtbar werden. Tatsächlich findet hier aber eine körperliche Misshandlung durch eine Pflegekraft statt. Noch eindeutiger für jeden sind unter anderem Handlungen wie:

schlagen, kratzen oder treten, da diese auch körperlich sichtbare Verletzungen als Folge tragen können, Überdosierung oder Vorenthalten der ärztlich verordneten Medikamente oder Eingriffe in die Bewegungsfreiheit durch Fixierung oder Einsperren.

Psychische Misshandlung

Beispiel: Diese Form kann schwerwiegende seelische Folgeschäden auslösen. Die psychische Misshandlung ist nicht mit dem bloßen Auge zu erkennen, gerade deshalb ist sie so gefährlich. Ein alter Herr verbringt gerne den Nachmittag in der Tagespflegestation. Er möchte soziale Kontakte und den Austausch in der Gemeinschaft nicht verlieren. Er ist ein sehr geselliger Mensch. Die Inkontinenz ist sein größtes Problem, er versucht es jedoch so gut wie möglich zu vertuschen. In Gesprächen über alte Zeiten vertieft, hält sich der alte Mann in den Gemeinschaftsräumen auf. Plötzlich ruft die Präsenzkraft lautstark in den Raum „Herr Müller, vergessen sie nicht den Toilettengang, sonst sind ihre Hose und der Stuhl wieder nass." Sie setzt ihn unter Druck und droht außerdem noch damit, die Reinigung des Stuhlpolsters in Rechnung zu stellen.

Er schämt sich sehr für diesen Vorfall und der Aufforderung durch die Präsenzkraft. Seitdem hat er beschlossen, die Tagespflege nicht mehr zu besuchen und zieht sich zurück.

Eine peinliche, einschüchternde und erniedrigende Situation für den Betroffenen. Weitere Handlungen, die zu einer psychischen Misshandlung führen, können unter anderem durch beschimpfen, beleidigen, isolieren, bloßstellen oder demütigen entstehen.

Finanzielle Ausbeutung

Beispiel: Aus der Biografie einer pflegebedürftigen Dame, im Altersheim, ist herauszulesen, dass sie schon immer sehr viel Wert auf ihr äußeres Erscheinungsbild legte. Aller 3 Wochen besuchte sie den Friseur im Heimatdorf. Sie bestimmte zu dieser Zeit noch selbst über ihre Finanzen und konnte sich dies auch leisten, aufgrund ihrer hohen Witwenrente. Seitdem sie im Altersheim lebt und ihrer Tochter jegliche Vollmachten und Befugnisse erteilt hat, verbietet diese der Mutter den 3- wöchigen Friseurtermin. Sie kürzt die Einzahlungen auf das Verwahrgeldkonto und damit das Taschengeld der Mutter. Grund dafür ist wohlmöglich, dass die Tochter selbst finanzielle Probleme hat.

Einschränkung des freien Willens

Beispiel: „Jetzt ist Mittagsruhe, sie bleiben solange im Bett liegen, bis ich sie wieder abhole!" oder: „Sie können um diese Uhrzeit nicht auf dem Wohnbereich herumlaufen, das ist störend." Der freie Wille wird hier stark eingeschränkt. Der Heimbewohner möchte sich nicht zur Mittagsruhe legen. Er ist nicht müde, er fühlt sich in seinem kleinen Einbettzimmer unwohl und einsam. Der Wille eines anderen wird ihm aufgezwungen.

4.1.2. Vernachlässigung

Aktive Vernachlässigung durch, zum Beispiel: Absicht und bewusstes Handeln
Passive Vernachlässigung durch, zum Beispiel: Vergessen von Handlungen, mangelnde Einschätzung des Hilfebedarfs
Eine *aktive Vernachlässigung* findet statt, wenn beispielsweise bewusst, notwendige Prophylaxen nicht angewendet werden. Ein anderes Beispiel dafür ist, Handlungen, wie einen Verbandswechsel, auf den nächsten Tag zu verschieben. Unzureichendes Wissen oder Überforderung kann ein Motiv des Handelnden sein.
Beispiel: Ein Altenpfleger schreibt in das Übergabebuch einen Eintrag. Darin steht: „Habe Frau Müller heute im Bett gelassen. Hatte keine Zeit ihr die Beinprothese anzulegen, da wir nur zu dritt im Dienst waren."

Bei der *passiven Vernachlässigung* könnte eine ähnliche Situationen entstehen, mit dem Unterschied, dass diese nicht erbrachten Handlungen unbewusst erfolgen.

Beide Arten können schwere gesundheitliche Folgen mit sich ziehen.

4.2 Strukturelle Gewalt

Wie schon die Bezeichnung verraten lässt, handelt es sich hier um Strukturen, welche permanent zur Gewalt führen. Zum Beispiel Gesetze, denen stetig Folge zu leisten sind, oder auch Rahmenbedingungen in Begleitung von hohen Erwartungen. Hierbei geht es also nicht um einen einzelnen Täter, der Gewalt ausübt. Die Struktur setzt den Menschen unter Druck.

„Das Personal ist der strukturellen Gewalt der Institution (z.B. schlechte Arbeitsbedingungen und ungünstiges Arbeitsklima, ungenaue Dienstvorschriften, Förderung der „frei flottierenden Angst" vor Sanktionen, Nichteinbeziehen bei wichtigen Entscheidungen, unzumutbare bauliche Gegebenheiten) genauso ausgesetzt wie die Patienten oder Heimbewohner (Fremdbestimmung von Essens- und Aufstehzeiten, Verringerung der Kompetenzen, Verlust der Privatsphäre)." [10]

Um die strukturelle Gewalt zu verdeutlichen, werden zwei Beispiele dazu genannt.

1. Beispiel: Häufig kommt es zur Unzufriedenheit und Streit zwischen Bewohnern, welche in einem Zweibettzimmer untergebracht sind. Teilweise passen die verschiedenen Charaktere in keinster Weise zusammen. Leider sind aber nicht genügend Einzelzimmer vorhanden, um der Privatsphäre gerecht zu werden. Wer sich einen Platz im Altersheim sichern kann, ist sich über die möglicherweise entstehenden Probleme nicht bewusst. Beschwerden über den neuen Mitbewohner, mit der Bitte, das Zimmer wechseln zu können, sind an der Tagesordnung. Der Bewohner hat das Recht, seine Wünsche, bezüglich der Wohnsituation, zu äußern. Das Personal versucht zu helfen und zu beruhigen, denn nicht immer ist es sofort möglich, diesen Wünschen nachzugehen, bzw. zu erfüllen. Es gibt kaum freie Betten, der Wechsel gestaltet sich schwierig, Geduld ist gefragt. Die Strukturen der Institution führen hier zur Gewalt.

2. Beispiel: Auch das Personal kann durch diese Gewaltform in hohem Maße belastet werden. Dienstpläne werden ohne Ankündigung geändert, was zu hoher Unzufriedenheit und Einschränkung des Privatlebens führt. Dienste in Unterbesetzung über Wochen und fehlende Wertschätzung belasten jeden einzelnen Mitarbeiter körperlich, sowie auch psychisch. Folge daraus

---

[10] ((Weissenberger-Leduc & Weiberg, 2011, S. 79) Zitat von Hirsch 2001, 18)

kann dann der Wunsch nach einer berufliche Umorientierung sein. Raus aus der Pflege und dem Schichtsystem.

4.3 Kulturelle Gewalt

„Kulturelle Gewalt ist etwas, das jedes Mitglied der Gesellschaft betrifft, denn hier geht es vor allem um Stereotype und Vorurteile, um unreflektierte Wertungen von (zum Teil großen) Teilen einer Gemeinschaft – mit gravierenden Konsequenzen für die „Verurteilten".“ [11]
Sehr hoch sind die Vorurteile gerade der älteren Generation gegenüber. Sie werden nur noch als belastend und unbrauchbar in der Gesellschaft dargestellt. Finanziell schlecht gestellt und hilfsbedürftig, macht sich ein negatives Bild gegenüber den Alten breit und verfestigt sich. Daraus entwickelt sich oft eine Angst vor dem älter werden, bei jungen Menschen. Nicht selten bildet sich daraus ein Spalt zwischen den Generationen.

Rolf Hirsch gibt in Bezug für die kulturelle Gewalt auf alte Menschen Beispiele an. Er zählt dabei die Akzeptanz für Gewalt, Vorurteile gegen das Alter, die Pflegeverpflichtung für Frauen, sowie den Scham der Opfer vor der Öffentlichkeit auf. Außerdem nennt er die starren intergenerativen Beziehungsmuster, das „Sendungsbewusstsein" der Professionellen und die Ungleichheit psychisch und körperlich Kranker.[12]

4.4 Mitwisser Gleichgültigkeit

Anschließend ist es notwendig, die Mitwisser Gleichgültigkeit zu benennen. Wie oft es wohl vorkommt, dass Pflegekräfte sich gegenseitig schützen und wegschauen, ist in Zahlen nicht einzuschätzen. Gewaltanwendungen werden vertuscht und nicht angesprochen. Unzureichende fachliche Kenntnisse über das Thema „Gewalt" und deren Folgen können Ursache sein. Die Form stellt eine Gewaltanwendung dar und ist vor allen kontraproduktiv. Deshalb ist es umso wichtiger, auf diese Form aufmerksam zu machen.

„Was du nicht willst, dass man dir tu, das füg auch keinem andern zu. " [13]

---

[11] (Weissenberger-Leduc & Weiberg, 2011, S. 164)
[12] (Vgl. (Weissenberger-Leduc & Weiberg, 2011, S. 165) nach Hirsch 2001, 4)
[13] (Die Bibel nach Martin Luthers Übersetzung, 2017, S. Tobias 4, 16)

5. Gewalt gegenüber Pflegebedürftigen

Mit der Gewalt gegenüber Pflegebedürftigen hat sich auch die Weltgesundheitsorganisation beschäftigt.

„Nach Schätzungen der WHO werden in wirtschaftlich entwickelten Ländern mindestens vier bis sechs Prozent der alten Menschen in ihrem Zuhause vernachlässigt oder gar misshandelt. Nur wenige dieser Gewaltsituationen werden „aktenkundig", da in der Regel eine eher langjährige Beziehung zwischen „Opfer" und „Täter" vorliegt. Dabei handelt es sich nicht nur um eine „Täterschaft" von Pflegekräften, sondern häufig auch durch pflegende Angehörige."[14]

In weiteren Berichten der WHO aus dem Jahr 2011 wurden eindeutige Zahlen zusammengetragen und veröffentlicht. Sie berichten über Gewalterfahrungen von über 60- jährigen Menschen. 19,4 % beziehungsweise 29 Millionen Menschen der über 60-jährigen wurden Opfer von psychischer Gewalt. Weiterhin ergab sich, dass 3,8 % bzw. 6 Millionen Menschen der über 60-jährigen finanziell ausgebeutet wurden. 2,7 % bzw. 4 Millionen Menschen der über 60- jährigen gaben an, Opfer der körperlicher Gewalt geworden zu sein. 0,7 % bzw. 1 Millionen Menschen der über 60- jährigen berichten sogar über Erfahrungen der sexualisierten Gewalt.[15]

Schon 1989 wurde von Karl Pillemer und David Moore, eine Befragung von 577 Pflegepersonen aus 31 Langzeitpflegeeinrichtungen in New Hampshire durchgeführt. Hierbei handelte es sich um das Thema „Gewalt in der Institution" in den letzten zwölf Monaten.

Dabei berichteten 36% über wahrgenommene körperliche Gewalt.

81% der Befragten über wahrgenommene psychische Gewalt.

10% berichteten, selbst körperliche Gewalt angewendet zu haben.

Außerdem gaben 40% an, selbst psychische Gewalt angewandt zu haben. [16]

Erschreckend sind auch diese Tatsachen:

„Bis zu 50% aller sächsischen Pflegebedürftigen in Einrichtungen sind mangelernährt. Auch von 141 Pflegebedürftigen in 10 Einrichtungen in NRW, sind im Jahr 2000 insgesamt 43% mangelernährt. Sogar 61% aller Bewohner bekommen täglich Psychopharmaka, obwohl

---

[14] (Berufsgenossenschaft für Gesundheitsdienst und Wohlfahrtspflege, 2019, S. 10)
[15] (Vgl. (Marlies Schorcht, 2017, S. 31), vgl. WHO 2011)
[16] (Vgl. (Weissenberger-Leduc & Weiberg, 2011, S. 35), vgl. nach Pillemer und Moore, 1989, 314-320)

nur 24% eine psychiatrische Diagnose haben. Zudem gaben 70% aller Pflegenden, 1x jährlich Ausübungen von Gewalt oder Unterlassung an, 28% waren selbst aktiv" [17]

Die finanzielle Ausbeutung, sexualisierte Gewalt, sowie körperliche und psychische Gewalt, sind Bereiche, denen Pflegebedürftige ausgesetzt sind. Aber auch durch Unterlassung, Freiheitseinschränkungen, respektlosen Umgang oder sogar Medikamentenmissbrauch kann der Pflegebedürftige zum Opfer werden. Im nachfolgenden Punkt stellt die Facharbeit Ursachen und Hintergründe dar, wie es zu Gewalt kommen kann.

5.1 Ursachen der Gewalt gegen Pflegebedürftige / Wie kann es dazu kommen?

5.1.1 Pflegekräfte als Täter

Die Arbeit der Pflegekraft ist unter den bisher bereits beleuchteten Umständen nicht leicht. Dies ist jedoch keine Entschuldigung für Gewaltanwendungen und lässt sich damit auch nicht verharmlosen. Viele Hintergründe und Faktoren können begünstigend wirken.

Auch die Pflegekraft selbst steht unter dem Druck der strukturellen Gewalt, durch den Arbeitgeber und die entsprechenden Rahmenbedingungen. Der mangelnde Personalschlüssel, Überstunden und hoher Zeitdruck sind Beispiele dafür. Die Fluktuationsrate in einigen Betrieben steigt immer mehr, doch es gibt nur wenige neue Bewerber. Das Einspringen an freien Tagen wird damit zur Gewohnheit. Hierbei handelt es sich um strukturelle Gewalt, die sich täglich im Pflegealltag wiederholt und das Personal an ihre eigenen Grenzen bringt. Erschöpfung und mangelnde Zeit zur Selbstpflege sind nur einige Faktoren.

Weniger wird über Gewalt gesprochen, welcher eine Pflegekraft durch den Pfleggebedürftigen ausgesetzt ist. Vorfälle werden so gut wie nie in der Öffentlichkeit besprochen. Übergriffe der personalen/direkten Gewalt sind nicht selten. Oft wird dies durch das Krankheitsbild des Pflegebedürftigen entschuldigt. Dennoch sind Übergriffe wie Kratzen, Bespucken und Beleidigungen für das Personal im hohem Maß belastend und führen zu Frustration und Hilflosigkeit. Wer hierbei seine Nerven verliert und zurückschlagen möchte, wird selbst zum Täter und macht sich strafbar.

---

[17] ((Hille, Michel Constantin, unbekannt, S. 13) Vgl. Roth 2007)

Nicht zu unterschätzen ist der Druck der kulturellen Gewalt. Die Altenpflege und deren schwere Arbeit verdient nur wenig Wertschätzung von Angehörigen und der Gesellschaft. Betreuer und Angehörige sind nur noch schwer zufrieden zu stellen. Obwohl täglich am Limit gearbeitet wird, ist der Lohn und teilweise auch der Dank dafür gering. Schwerstpflegefälle und zunehmende Demenz sind zu versorgen, trotz eigener körperlicher und psychischer Grenzen. Am Ende des Arbeitstages sprechen viele Pflegekräfte von einer undankbaren Arbeit. Das Personal pflegt nicht mehr mit dem Herzen. Es herrscht ein rauer Ton.

Die genannten Ursachen sind Auslöser für Unzufriedenheit und Frustration im Berufsalltag und tragen zu Gewalt bei. Durch tägliche Grenzsituationen und zu hohe Belastungen steigt die Aggressivität und die Hemmschwelle sinkt. Eigene Erfahrungen mit Gewalt, lassen das Aggressionspotenzial steigen. Mangelnde Kompetenzen über das Thema „Gewalt" und deren gesundheitlichen und rechtlichen Folgen können gerade in Bezug auf ungeschultes Personal, Ursache für Gewaltanwendung sein. Auch das fehlende gegenseitige Verständnis und Routinearbeit sind Auslöser.

In einem Interview mit einer Pflegekraft, die seit vielen Jahren als Dauernachtwache auf einem Wohnbereich für Demenzerkrankte tätig ist, stellte sich auf die Frage „Wie kommt es zu Gewalt an Pflegebedürftigen" folgendes heraus:

Vier Nachtwachen nacheinander, jede Nacht sehr starke Unruhezustände und kein Verständnis dafür zu bekommen, dass man selbst fertig ist, lässt mich an meiner Berufswahl zweifeln. Bei der Übergabe bitte ich meine Kollegen, eine Arztvorstellung für eine Bewohnerin zu veranlassen, doch bekomme nur die Antwort: „erstmal weiter beobachten". Mein Stresspegel steigt noch vor der nächsten Nachtschicht ins unermessliche. Nur eine Pflegekraft auf dem Wohnbereich in der Nacht, für 34 hochgradig demente Bewohner, ist einfach unakzeptabel. Wenn ich frei habe, kommt es oft vor, dass ich angerufen werde, um in den Nachtdienst einzuspringen. Die Bewohner bemerken meinen Frust an meiner Stimmlage und reagieren sofort darauf. Es kommt auch vor, dass ich getreten oder beschimpft werde. Dadurch entsteht in mir noch mehr Frust. Man muss sich schon beherrschen, nicht zurück zu schreien. [18]

---

[18] (Anonym, 2019)

5.1.2 Angehörige als Täter

Gewalt kommt nicht nur in Institutionen vor. Auch die Pflege im eigenen Haushalt durch Angehörige schützt davor nicht immer. Weitgreifend sind auch hier die Ursachen, die es dazu kommen lassen. Genau wie professionell Pflegende, kann ein Familienmitglied überfordert sein. Dabei ist zu beachten, dass es sich hier nicht nur um eine bestimme Zeit der Pflege handelt, sondern um einen 24 Stunden Dienst. Gleich ob am Tag oder in der Nacht, Hilfe kann durch den Pflegebedürftigen rund um die Uhr benötigt werden. Die vertrauten Familienmitglieder, welche sich der Pflege angenommen haben, stoßen dann an ihre Grenzen. Daraufhin folgen oft Schlafmangel, Überforderung durch unzureichende Kompetenzen und Vernachlässigung der Selbstpflege. Das Einsperren/ Einschließen oder die Fixierung mit Gurten z.B. am Rollstuhl, wird von pflegenden Angehörigen eher als eine Art der Sicherheit gesehen. Die Beeinträchtigung dadurch wird nicht mit einer Gewalthandlung in Verbindung gebracht. Mögliche Unfälle und Risiken werden unterschätzt. In der Gesellschaft ist es weit verbreitet, dass die Versorgung von eigenen Familienmitgliedern im Haushalt als selbstverständlich angesehen wird. Durch kulturelle Einflussfaktoren ist meist die Frau im Haushalt verpflichtet, die Pflege zu übernehmen. Es ist für Pflegende aber eher eine Art Verpflichtung, welche sie eingehen müssen. Dabei wird die Versorgung schnell zur Belastung. Wichtig zu benennen ist zudem die hohe Erwartung, den Beruf und das Familienleben mit der Pflege eines Angehörigen zu kombinieren. Folge der Überlastung kann die personelle Gewalt sein. Das pflegebedürftige Familienmitglied wird als störend empfunden, angeschrien, grob angefasst oder es wird ihm angedroht, ins Heim geschafft zu werden.

5.1.3 Pflegebedürftige untereinander als Täter

In Institutionen, wie zum Beispiel dem Altenheim, entstehen Situationen, in denen Pflegebedürftige Gewalt untereinander ausüben. Meinungsverschiedenheiten können durch banale Dinge hervorgerufen werden. Wenn aber der Hintergrund der Aggression näher beleuchtet wird, sind es oftmals Neid, Verzweiflung oder Hilflosigkeit, die diese Reaktion auslösen. Zudem macht es das Leben in einer Institution schwer, Personen aus dem Weg zu gehen, mit denen man den Kontakt meiden möchte. Neid kann im Zusammenhang mit den Pflegekräften entstehen. Das Gefühl selbst, weniger Zeit oder weniger Aufmerksamkeit durch Pflegepersonen zu erfahren, kann Auslöser sein. Verzweiflung und Hilflosigkeit bringen oft das Gefühl der Wut auf die eigene Person und andere mit sich. Zur Gewalt trägt auch der Lebensraum bei. Nach dem Krankheitsbild sollten die Bewohner auf unterschiedlichen Wohnbereichen untergebracht werden. Die Zimmerbelegung muss gründlicher durchdacht werden, denn es ist nicht jeder Pflegebedürftige für ein Zweibettzimmer geeignet. Strukturen, wie feste Essenszeiten, zu wenig Freiräume und geringe eigene Entscheidungskraft, lösen Unzufriedenheit aus, die bis zur Aggressivität führen kann.

6. Gewalt gegenüber Pflegekräften

„Für viele Beschäftigte in Betreuungs- und Pflegeberufen gehört die Erfahrung von Aggressivität und Gewalttätigkeit durch Patienten, Pflegebedürftige und Betreute zum beruflichen Alltag. Neben den körperlichen Folgen dieser Angriffe gegen Pflegende, können diese auch eine subjektiv empfundene Verletzung der persönlichen Integrität sowie Angst, Kränkungs-, Entwertungs- und Bedrohungsgefühle hervorrufen, die bis zur psychischen Traumatisierung Betroffener führen kann." [19]

Körperliche Verletzungen durch Angriffe des Pflegebedürftigen, wie Kratzen, Schlagen oder Beschimpfungen, können täglich geschehen. Auch die verbale Gewalt führt zu hoher seelischer Belastung. Durch ständige Beschimpfungen kommt die Pflegekraft in schwierige Situationen, welche zu bewältigen sind. Sexuelle Anzüglichkeiten, verstärkt durch das männliche Geschlecht, gibt weiblichen Pflegkräften ein beschämendes und unsicheres Gefühl.

Laut der NEXT Studie sind Pflegefachkräfte in Psychiatrien und in Alten- und Pflegeheimen häufiger konfrontiert von aggressiven und unfreundlichen Patienten als im ambulanten Dienst. [20]

„Betrachtet man die Anteile der Befragten, die immer mit solchen Patienten konfrontiert sind, so ist dies in Alten- und Pflegeheimen jede vierte (26%) und in Psychiatrien jede fünfte (21%) Pflegefachkraft." [21]

---

[19] (Berufsgenossenschaft für Gesundheitsdienst und Wohlfahrtspflege, 2019, S. 25)
[20] Vgl. (Berufsgenossenschaft für Gesundheitsdienst und Wohlfahrtspflege, 2019, S. 26)
[21] (Berufsgenossenschaft für Gesundheitsdienst und Wohlfahrtspflege, 2019, S. 26)

Eine Studie von ProDeMa, macht die durchschnittliche Erfahrung eines Mitarbeiters pro Jahr mit den in der Tabelle aufgezeigten Formen von Gewalthandlungen ersichtlich.

	Altenheime	Krankenhäuser	Psychiatrien
Durchschnittliche Häufigkeit verbaler Aggressionen gegen einen MA in 1 Jahr (schreien, beleidigen, beschimpfen, drohen etc.)	85,81	17,68	71,90
Durchschnittliche Häufigkeit von An- und Übergriffen gegen einen MA in 1 Jahr (kratzen, beißen, schlagen, treten, würgen etc.)	26,97	5,10	18,70
Durchschnittliche Häufigkeit von körperlichen und psychische Verletzungen von 1 MA in 1 (Hämatome, Wunden, Frakturen, Traumata etc.)	8,16	2,75	4,23

Abbildung 3 *(Ralf Wesuls, 2019)*

6.1 Ursachen der Gewalt gegen Pflegekräfte/ Wie kann es dazu kommen?

6.1.1 Pflegebedürftige als Täter

Nicht immer kann aus der Biografie eine logische Schlussfolgerung gezogen werden. Selbst Angehörige sind ratlos und sprechen davon, dass sie damit nicht zurechtkommen, sie ihre eigenen Verwandten so nicht kennen. Oft muss das Krankheitsbild und auch die Medikation in Betracht gezogen werden und gibt dann Aufschluss. Psychische Erkrankungen können zu Veränderungen der Persönlichkeit führen.

Aber auch Einschränkungen oder Einsamkeit können eine Rolle spielen. Durch die Unterbringung im Heim ist der Pflegebedürftige an feste Tagesstrukturen gebunden, die durch das Personal durchgesetzt werden. Er ist gehemmt, wird fremdbestimmt. Der vorgegebene Tagesplan lässt es kaum noch zu, selbst zu entscheiden, wann gegessen, gebadet oder zu Bett gegangen wird. Der strukturelle Zwang im Altenheim, zu wenig Freiräume, fehlende soziale Kontakte und die geringe eigene Entscheidungskraft bringen den Pflegebedürftigen an seine Grenzen. Aggressionen gegen Pflegekräfte und deren Macht sind Folge.

In Betrachtung muss auch die viel zu zügige Arbeitsweise des Personals gezogen werden.

Dies führt zu hoher Unzufriedenheit, teilweise Überforderung des Pflegebedürftigen.

Durch die kulturelle Gewalt wird ein schlechtes Bild auf das höhere Alter geworfen. Zu nichts mehr zu gebrauchen und nur noch eine Belastung sind Vorurteile, die verbreitet sind. Selbstzweifel sind Folge dessen. Der alte Mensch mit seinen Lebenserfahrungen wird damit in eine

Schublade gesteckt, fühlt sich wertlos. Auch Abhängigkeit und hohe Hilfebedürftigkeit können Grund für aggressives Verhalten sein.

Der letzte Weg, um sich selbst durchzusetzen und zu bestimmen, liegt dann in der Gewalt. Die Wut wird nicht selten auf die Pflegekraft projiziert.

7. Gewaltprävention

7.1 Wie können Pflegebedürftige vor Gewalt geschützt werden?

Lösungsansätze:

Weiterbildungen der Mitarbeiter: Um vor Gewalt schützen zu können, ist es Voraussetzung über gewisse Kompetenzen zu verfügen. Quereinsteiger in der Altenpflege sind nicht mehr wegzudenken und werden dringend benötigt, um das Fachpersonal in den verschiedensten Tätigkeiten zu unterstützen.

Jedoch ist es für das ungeschulte Personal möglicherweise noch schwieriger, die Problematik im Umgang mit Gewalt zu erkennen. Auch examinierte Kräfte sollten immer wieder ihr Wissen auffrischen und es weitergeben.

Durch Weiterbildungen wird zur Enttabuisierung beigetragen. Alle an der Pflege beteiligten, setzen sich so mit dem Thema auseinander und kommen in den direkten Austausch. Anhand von Beispielen in Weiterbildungen können Lösungsansätze, sowie Präventions- und Interventionsmöglichkeiten vermittelt werden. Durch das erworbene Wissen kann die eigene Arbeitsweise überdacht werden. Selbstanalyse, welche Situationen die Wut oder Aggression ansteigen lassen, sind hilfreich und tragen zu neuen Erkenntnissen bei.

Sensibilisierung während der Ausbildung: Schüler, die einen Beruf im Gesundheitswesen erlernen, sollten während ihrer Ausbildungszeit noch mehr mit dem Thema Gewalt vertraut gemacht werden. Ursachen, Möglichkeiten der Prävention und der richtige Umgang sind wichtige theoretische Lerninhalte. Im praktischen Teil der Ausbildung kann dann das Wissen, durch die Anwendung der vermittelten Grundlagen vertieft werden. Nicht zu unterschätzen ist das Lernen am Modell. Von Vorgesetzten und Kollegen, die den richtigen Umgang beherrschen, kann der Schüler profitieren. Demzufolge profitiert dann der Pflegebedürftige von einer gewaltfreien Pflege.

Teambesprechungen: Herausforderungen durch Pflegebedürftige wird es immer geben. Ziel der Teambesprechung ist es daher, die alltäglichen Belastungen zu besprechen. Der vertrauliche Austausch unter Kollegen über aktuelle Probleme beugt der Gewalt vor. Eine Teambesprechung gibt die Möglichkeit, Erfahrungen weiterzugeben. Die Mitarbeiter bekommen hier die Chance, vom Wissen des Teams zu profitieren. Gleichzeitig kann sich jeder Verhaltensweisen, die hilfreich sind, aneignen. Ergebnis einer Teambesprechung kann auch die gegenseitige Unterstützung sein. Durch Rückhalt im Team wird neue Kraft geschöpft, um schwierige Pflegesituationen meistern zu können.

Eigene Gefühle wahrnehmen: Nur, wer sich selbst und seine Verhaltensweisen im Griff hat, kann erfolgreich der Eskalation entgegenwirken. Doch wie jemand mit Belastungssituationen umgeht, hängt von gelernten Bewältigungsstrategien ab. Menschen, die leicht aus der Ruhe zu bringen sind, müssen sich Strategien aneignen, die sich in den Arbeitsalltag integrieren lassen. Hierbei sind kurze Entspannungsübungen ratsam. In Situationen, die sich zuspitzen, ist es nicht vermeidbar, sich Hilfe durch eine zweite Person zu holen. Gemeinsam wird es einfacher, Grenzsituationen zu entschärfen.

Überlastung vermeiden: Wie schon mehrmals in der Facharbeit genannt wurde, sind die hohen Ansprüche an Pflegepersonen oft Grund für psychische Erkrankungen. Ruhezeiten können durch den Mangel an Mitarbeitern nicht eingehalten werden. Der Personalschlüssel ist zu niedrig. Das ständige Einspringen zum Dienst zerrt an den Nerven und der Gesundheit. Wer Anzeichen von Überlastung durch zum Beispiel ständige Müdigkeit oder Herzrasen verspürt, ist für sich selbst in der Pflicht, dies wieder in Einklang zu bringen. Die Selbstpflege und das Wahrnehmen von eigenen Bedürfnissen vermindert das Gewaltrisiko erheblich. Deshalb wird der Pflegebedürftige geschützt, indem man sich selbst nicht überlastet.

Kommunikation verbessern: Zu beachten sind dabei die Körperhaltung, Gestik und das eigene Auftreten. Nicht immer ist man sich der eigenen Körpersprache bewusst. Forsches oder bestimmendes Auftreten der Pflegkraft bringt den Gegenüber zur Wut. Deshalb sind die richtige Kommunikation und Körpersprache wichtige Aspekte zur Verminderung von Gewalt. Demenzerkrankten muss mit der Kommunikationsform der Validation begegnet werden.

Beobachtungen melden: Auffälligkeiten am Pflegebedürftigen, die Folge einer Gewalthandlung sind, müssen dem Vorgesetzten gemeldet werden. Auch Situationen, die bald zu eskalieren drohen, sind schnellstmöglich zu melden. Jede Pflegekraft hat die Pflicht, Gefahren vom Pflegebedürftigen abzuwenden. Nicht tragbaren Mitarbeitern kann im Zwangsfall eine Kündigung drohen.

Verständnis ausüben: Schwierige Lebensabschnitte des Pflegebedürftigen können Krisen auslösen. Abwehrverhalten oder sogar Aggressionen bringen dies zum Ausdruck. Empathisches Verhalten oder sich in die Rolle des anderen versetzen ist ein Lösungsansatz, der nützlich wirken kann.

Biographiearbeit: Angehörige und der Pflegebedürftige selbst werden angeregt, eine Biographiearbeit zu erstellen. Darin können Punkte genannt werden, anhand dessen man Abneigungen, Umgang mit Streitigkeiten oder eigene Gewalterfahrungen (Krieg) ableiten kann. Herausfordernde Situationen können dann besser eingeschätzt und vorgebeugt werden.

Beschwerdemanagement der Einrichtung: Es dient der Kundenzufriedenheit. Der Kunde ist in diesem Fall der Pflegebedürftige. Er kann Missstände oder Probleme mit Pflegekräften melden, bevor es zu einer Gewaltsituation kommen kann.

Gesundheitsangebote für Mitarbeiter: In einigen Pflegeeinrichtungen besteht für Mitarbeiter die Möglichkeit, an Gesundheitsangeboten teilzunehmen. Dabei ist besonders das gesundheitsfördernde Angebot „Stressmanagement" empfehlenswert. Wer den Umgang mit Stressoren erlernt, kann Situationen von Wut und Ärger besser bewältigen und schützt zugleich den Pflegebedürftigen.

Vor Gewalt, die im Altenheim unter Pflegebedürftigen stattfindet, muss ebenso geschützt werden. Dazu müssen die festen *Strukturen und Rahmenbedingungen* überdacht werden. Jeder Heimbewohner benötigt seinen Freiraum. Strukturelle Zwänge durch den starren Tagesplan (feste Ruhezeiten, feste Essenzeiten, wenig Zeit zur Verrichtung der Grundpflege, vorgeschriebene Badetage) tragen keinesfalls der Zufriedenheit bei. Teilnahme an Aktivitäten sollten freiwillig erfolgen. Ebenso wichtig ist es für den Bewohner selbst zu entscheiden, wann er am Morgen aufsteht. Ein großer Fortschritt wäre es auch, wenn jeder Bewohner Anspruch auf ein

Einzelzimmer in kleineren Wohnbereichen hätte. Mehr Zeit für Pflegekräfte, die sich dann mit allen Bewohnern gleichermaßen viel beschäftigen können, beugen dem Neid vor.

Speziell in Bezug auf Angehörige, die sich der Pflege angenommen haben, werden nachfolgend Präventionen aufgezählt.

Pflegekurse: Um das Pflegeverständnis zu optimieren, bieten z.B. Krankenkassen kostenlose Kurse für Angehörige an. Darin werden Wege und Möglichkeiten aufgezeigt, um Gewalt zu vermeiden. Der Pflegeperson werden auch Entlastungsmöglichkeiten vorgestellt.

Hilfe annehmen: Die Hilfe von Nachbarn anzunehmen oder die Möglichkeit der Tagespflege wirkt unterstützend und entlastet. Die Pflegeperson kann wieder Kraft schöpfen, um der täglichen Pflege gewaltfrei Stand zu halten. Der ambulante Dienst übernimmt Tätigkeiten rund um die Körperpflege, unterstützt im Haushalt und gibt Ratschläge.

Kommunikation und Verständnis: In häuslicher Umgebung, mit einer familiären Beziehung zum Pflegebedürftigen, sind Grenzen der Kommunikation sehr schnell überschritten. Leicht kommt es zum Streit. Die Pflegeperson muss in der Lage sein, einen respektvollen Umgang ohne Vorwürfe zu gewährleisten. Das Verständnis für die Lebenssituation des Bedürftigen ist dabei sehr wichtig. Ebenso wie bei der professionellen Pflege hilft es dem Angehörigen, sich in die Rolle des anderen zu versetzen.

Selbstpflege: Eine Auszeit durch Entspannungsübungen in stressigen Momenten, das Wahrnehmen von eigenen Bedürfnissen oder sogar ein Urlaub, trotz der Pflege von Angehörigen, ist ratsam. Hierbei besteht das Angebot der Kurzzeitpflege. Es ermöglicht einen Aufenthalt von bis zu acht Wochen im Jahr. Die Selbstpflege nützt also auch dem Pflegebedürftigen, der durch eine ausgeglichene Pflegeperson profitiert. Gewaltanwendungen durch Überlastung werden damit vermieden.[22]

---

[22] Vgl. (Hille, Michel Constantin, 2018-2019)

7.2 Wie kann sich die Pflegekraft oder der pflegende Angehörige vor Gewalt schützen?

Lösungsansätze zur Gewaltprophylaxe:

Verhalten ansprechen: Das gezielte Ansprechen auf herausforderndes Verhalten kann Probleme lösen. Gemeinsame Gespräche geben Aufschluss, warum es zu diesen unerwünschten Verhaltensweisen kommt. Dabei muss auf die eigene Kommunikationsweise geachtet werden. Ohne Ironie, mit klaren und deutlichen Worten, wird ein erfolgreiches Gespräch geführt. Wenn der Auslöser gefunden wird, wirkt dies positiv auf den weiteren Pflegeprozess.

Abstand halten: Der Abstand dient der eigenen Sicherheit und sollte daher immer eingehalten werden, um sich zu schützen. Dem aggressiven Menschen, muss ein gewisser Raum bleiben. Er darf sich nicht bedrängt oder bedroht fühlen.

Hilfe holen: In einer Situation, die zu eskalieren droht, darf niemals allein gehandelt werden. Eine zweite Person kann in Fällen von körperlichen Übergriffen zur Hilfe dienen und weitere Gefahren abwenden.

Ablenkung schaffen: Wenn Wut und Ärger eines Pflegebedürftigen zu verspüren sind, kann die Situation auch entschärft werden, indem man ihn ablenkt. Dabei bieten einfache Dinge, wie ein Glas Wasser oder ein kleiner Spaziergang, die Möglichkeit, den Gegenüber zu beruhigen.

Einbeziehen von anderen Berufsgruppen: Durch die richtige Einstellung der medikamentösen Behandlung, kann die Bereitschaft zur Gewalt vorgebeugt oder gedämmt werden, wenn diese durch eine Krankheit bedingt ist. Auch Nebenwirkungen bestimmter Medikamente sind Ursache für aggressives Verhalten und steigern dies (z.B.: Antidepressiva, Antiepileptika). Nur in enger Zusammenarbeit mit dem behandelnden Arzt kann ein Erfolg erzielt werden.
Ratsam ist zudem der Einbezug eines Psychologen.

Bedürfnisse erkennen: Oftmals bringen offene Bedürfnisse den Pflegebedürftigen zur Wut. Das Erkennen und Lösen dieser, wirkt präventiv auf herausfordernde Verhaltensweisen.

Beruhigend wirken & die Situation entspannen: Grundlegend hilft es der Pflegekraft die Situation zu entspannen, indem Hektik und Einfluss von Unbeteiligten vermieden werden. Deshalb gilt grundsätzlich, weitere Personen in der Umgebung zu bitten, Abstand zu halten, gegebenenfalls den Raum zu verlassen.

Motivation: Vorgesetzte müssen als gutes, motiviertes Vorbild dienen. Sie schaffen damit positive Energie, die sich täglich auf das Team auswirkt. Ein Lob oder Dank schafft das Gefühl der Anerkennung und Wertschätzung. Die Möglichkeit, persönliche Gespräche mit dem Vorgesetzten zu führen, um Probleme zu besprechen, gibt dem Mitarbeiter ein Gefühl „gehört" zu werden und kann der Motivation dienen. Durch entgegengebrachte Wertschätzung, Anerkennung und gegenseitige Motivation im Team sinkt das Gewaltrisiko. Es dient zur Stärkung der Pflegekraft, herausfordernde Situationen im Pflegealltag bewältigen zu können.

Umgebung: Kommt es zur Gewalt, muss eine sichere Umgebung gewährleistet sein. Gegenstände, die zu Waffen werden können und damit die Pflegekraft in Gefahr bringen, müssen stets aus der Reichweite gebracht werden. Ein Rundumblick auf die Umgebung sichert vor Verletzungen. Vorsorgend sollte eine Fluchtmöglichkeit offengehalten werden.

Angriffe abwehren: In Fällen von körperlichen Übergriffen durch den Pflegebedürftigen ist es möglich, durch Abwehrhaltungen Schäden und Verletzungen zu vermeiden. Dazu existieren bestimmte Techniken, die dem Personal in Schulungen vermittelt werden können. Der Arbeitgeber trägt die Verantwortung dafür, das Personal für diese Grenzüberschreitungen zu sensibilisieren und auszubilden. [23]

Zu beachten in der professionellen Pflege: Herausforderndes Verhalten und Übergriffe müssen nachvollziehbar geschildert und dokumentiert werden.

---

[23] Vgl. (Hille, Michel Constantin, 2018-2019)

8. Nachsorge bei Gewalterfahrungen

Die Aufarbeitung von einschneidenden Erlebnissen durch Gewalt hat hohe Priorität. Dem Betroffenen stehen dabei Anlaufstellen zur Verfügung, an die er sich wenden sollte. Auf ihrer Internetseite zeigt die Initiative gegen Gewalt im Alter e. V. Siegen/ Handeln statt Mißhandeln, Kontaktmöglichkeiten auf. Sie spricht dabei nicht nur Pflegebedürftige an, sondern auch pflegende Angehörige und berufstätige in der Pflege- und Altenarbeit. Eine Notruf & Krisenberatung bietet die Möglichkeit zur schnellen Kontaktaufnahme. Kostenlose Beratungsgespräche durch ein Team von Ärzten, Psychologen, Sozialarbeitern, Sozialpädagogen, Seelsorgern und Pflegefachkräften dient der Aufarbeitung und Unterstützung. [24]

Negative Erfahrungen haben einen besonders großen Einfluss auf den weiteren Pflegeprozess. Beratungsstellen können durch Gespräche neue Perspektiven zeigen. Auch die zuständige Polizeidienststelle gibt Auskunft über zutreffende Ansprechpartner. Das Opfer- Telefon des WEISSEN RINGS ist bundesweit verfügbar. Es hilft Opfern von Gewalt, auch anonym. [25]

Pflegekräfte, die zum Opfer wurden, benötigen den Austausch im Vertrauen, um den Berufsalltag wieder bewältigen zu können. Der Vorgesetzte sollte dem Betroffenen dabei zur Seite stehen und nach Möglichkeit Hilfe anbieten. In schwereren Fällen ist der Einbezug eines Psychologen zur Aufarbeitung zu empfehlen.

9. Fazit

Die Enttabuisierung der Gewalt in der Pflege ist zwingend erforderlich. Viel zu oft kommt es zu Verletzungen des Menschen. In Betracht der aufgeführten Studien und Berichte wird das Ergebnis eindeutig dargestellt. Gewalt droht den Pflegebedürftigen, pflegenden Angehörigen sowie professionell Pflegenden täglich zu begegnen. In der Einleitung der Facharbeit stellten sich noch die Fragen „Wo fängt Gewalt an", „Wo sind die Grenzen". Hierzu wurde der Begriff „Gewalt" definiert und in Formen unterteilt. Anschließend sind Ursachen des Themas näher beleuchtet, um auf die gestellten Fragen eine Antwort zu finden.

---

[24] (Handeln statt Misshandeln (HsM), 2019)
[25] (Weisser Ring, 2019)

Die benannten Präventionsmöglichkeiten sind Ansätze, um Gewalthandlungen zu verhindern. Trotz meiner Bemühungen, Lösungsansätze durch verschiedene Blickwinkel zu betrachten, werden hier nicht alle benannt. Denn so verschieden wie der Mensch ist, so unterschiedlich sind auch die Lösungswege im richtigen Umgang mit der Situation. An dieser Stelle möchte ich noch nennen, dass Pflegekräfte nicht nur nach einem starren Konzept handeln dürfen. Eine hohe Priorität hat das Wahrnehmen der eigenen Gefühle und nachempfinden der Gefühle des Anderen. Wer dazu fähig und mit dem Thema vertraut ist, findet den richtigen Lösungsweg.

Die Pflegeperson zu schützen, stellt sich als eine Herausforderung dar. Gewalthandlungen können auch in Zukunft nicht ausgeschlossen werden. Nicht jeder Pflegebedürftige kann durch Prävention von Gewalttaten abgehalten werden. Einige Ansätze zur Eindämmung des Gewaltrisikos sehe ich hierbei, in der engeren Zusammenarbeit mit Ärzten und Psychologen, mehr Recht zur Selbstbestimmung, mehr Zeit zur Pflege und damit verbundene Zufriedenheit.

Im Zuge der Recherchen ist mir ein weiterer Aspekt klar geworden. Nicht jede Pflegeperson identifiziert sich genügend mit dem Beruf und ist aufgrund dessen auch nicht geeignet, mit den begegnenden Konflikten umzugehen. Die Leitungskräfte der Institutionen tragen die Verantwortung, kompetentes Personal einzustellen. Sie sind zudem in der Pflicht, die Mitarbeiter für das Tabuthema „Gewalt in der Pflege" zu sensibilisieren. Mehr Motivation und Wertschätzung benötigt das Personal, welche durch Führungskräfte und die Öffentlichkeit entgegengebracht werden müssen. Ebenso ist nicht jeder Angehörige geeignet, die Pflege zu übernehmen und Gewalthandlungen auszuschließen. Als Grund sind aus meiner Perspektive fehlendes Wissen und Überforderung aufzuführen.

Die Sammlung von Interviews stellte sich für meine Arbeit als kompliziert dar. Jeder der befragten Kollegen zögerte, seine eigene Meinung und Grenzerfahrungen für das Projekt zu äußern. Nur eine Kollegin war bereit Stellung zu beziehen.
Dadurch ist wiederholt erkennbar, dass es sich leider noch immer um ein Tabuthema handelt.

Deutlich stellt sich in der Facharbeit heraus, dass Pflegende weit über ihre Belastungsgrenzen gehen und dann zum „Täter" werden. Die professionelle Pflege leidet unter einem steigendem Mangel an Personal, was sich wiederrum auf die tägliche Qualität auswirkt. Ich würde die Situation als „ausgebrannt" und „erschöpft" bezeichnen. Selbst sehe ich die Chance auf Veränderung nur darin, den Beruf „Altenpfleger" attraktiver zu gestalten. Eine angemessene

Bezahlung, mehr Personal, flexiblere Arbeitszeiten und die damit verbundene Zufriedenheit der Pflegekräfte tragen dazu bei, die jetzige Situation verbessern zu können. Als großen Gewinn für die gesamte Pflegesituation in Deutschland würde ich eine Erhöhung des Pflegeschlüssels bezeichnen.

Die Politik nimmt die Situation nach wie vor auf die „leichte Schulter". Sehr lange wird schon darüber gesprochen, geändert hat sich für uns, „die Pflegenden", nur wenig. Doch auf die Politik möchte ich in meinem Fazit nicht weiter eingehen.

Noch immer sind Fragen offen, auf die ich eine Antwort aufzeigen möchte. „Wo fängt Gewalt an?" Meine persönliche Antwort lautet, „Gewalt fängt dort an, wo Menschen an ihre Grenzen gebracht, in Ihrem eigenen Willen unterdrückt, in Ihrer Würde verletzt oder misshandelt werden." Gewalt hat ein breites Spektrum an Ursachen. Jede Pflegeperson und auch jeder Pflegebedürftige, der Gewalt anwendet, hat seinen eigenen Beweggrund. Ich bin der Meinung, dass jeder Mensch andere Grenzen für sich definiert. Demzufolge ist die Frage: „Wo sind die Grenzen?" für jeden selbst zu beantworten. Die gegebenen strukturellen Bedingungen sehe ich für mich als größten Faktor, um an Grenzen zu stoßen. Die erste Grenzüberschreitung im Hinblick auf den Pflegebedürftigen beginnt bei den starren Abläufen, die sein Leben bestimmen.

Mit dieser Facharbeit verschärft sich mein Blickwinkel auf die täglich anstehenden Aufgaben, aber auch auf die nicht gelösten Probleme, neu. Ich werde in meiner zukünftigen Rolle als Pflegedienstleitung dafür sorgen, dass das Personal Wertschätzung und Anerkennung erfährt. Außerdem werde ich mich dafür einsetzen, kompetente Pflegekräfte im Team aufzunehmen. Hohe Priorität sehe ich auch im Vertrauen, was der einzelne Mitarbeiter sowie natürlich auch der Pflegebedürftige, von mir erwarten kann.

Zum Schluss muss uns Pflegenden klar sein, dass wir unsere Gegenüber nicht verändern können, auch nicht die „höheren Mächte" der Strukturen von heute auf morgen verbessern werden. Der Artikel 1 des Grundgesetzes sagt, „Die Würde des Menschen ist unantastbar" [26] und wird dennoch täglich in der Pflege verletzt. Wir schaffen es nur durch Eigenreflektion und Überprüfung unserer Arbeitsweise, einen Teil dazu beizutragen, jeglicher Gewalt entgegenzuwirken.

---

[26] (Das Grundgesetz, 2019 um 18.16 Uhr)

10. Literaturverzeichnis

Anonym. (28. 06 2019). Interview. (Autorin, Interviewer)

Autorin. (05. 07 2019). eigene Fotografie.

Berufsgenossenschaft für Gesundheitsdienst und Wohlfahrtspflege. (2019). Gewalt und Aggression in der Pflege. Abgerufen am 18. 06 2019 um 16.08 Uhr von https://www.bgw-online.de/DE/Arbeitssicherheit-Gesundheitsschutz/Grundlagen-Forschung/GPR-Medientypen/Downloads/BGW08-00-113-Gewalt-und-Aggression-in-der-Pflege-Kurzueberblick_Download.pdf?__blob=publicationFile

Das Grundgesetz. (06. 07 2019 um 18.16 Uhr). Bundesamt für Justiz. Von https://www.gesetze-im-internet.de/gg/art_1.html abgerufen

DESTATIS Statistisches Bundesamt. (2019). DESTATIS. Abgerufen am 29. 06 2019 um 17.28 Uhr von Statistisches Bundesamt: https://www.destatis.de/DE/Themen/Gesellschaft-Umwelt/Gesundheit/Glossar/pflegebeduerftige.html

DESTATIS Statistisches Bundesamt. (2019). DESTATIS. Abgerufen am 29. 06 2019 um 16.38 Uhr von Statistisches Bundesamt: https://www.destatis.de/DE/Themen/Gesellschaft-Umwelt/Gesundheit/Pflege/_inhalt.html

Die Bibel nach Martin Luthers Übersetzung (Bd. Lutherbibel revidiert 2017). (2017). Deutsche Bibelgesellschaft.

Handeln statt Misshandeln (HsM). (2019). Abgerufen am 22. 06 2019 um 18.10 Uhr von Initiative gegen Gewalt im Alter e. V. Siegen: https://www.hsm-siegen.de/wp-content/uploads/2014/11/HsM_Infobroschuere.pdf

Handeln statt Misshandeln (HsM). (2019). Abgerufen am 22. 06 2019 um 18.10 Uhr von Initiative gegen Gewalt im Alter e. V. Siegen: https://www.hsm-siegen.de

Hille, Michel Constantin. (2018-2019). Unterrichtsstoff aus Zusatzqualifikation zur PDL.

Hille, Michel Constantin. (unbekannt). Gewalt und Missbrauch in der Pflege. Hochschule Mittweida.

Marlies Schorcht. (2017). Gewalt in der Altenpflege.

Ralf Wesuls. (2019). Professionelles - Deeskalations – Management im Gesundheits- und Sozialwesen. Abgerufen am 22. 06 2019 um 17.12 Uhr von Notwendigkeit und Möglichkeiten der Prävention im Umgang mit aggressiven Verhaltensweisen: https://prodema-online.de/fileadmin/files/Frontend/Literatur/wesuls-geronto-notwendigkeit-und-moeglichkeit.pdf

VBG Gesetzliche Unfallversicherung. (2019). VBG Gesetzliche Unfallversicherung. Abgerufen am 26. 06 2019 um 14.25 von https://www.vbg.de/wbt/gewaltpraevention/daten/html/402.htm

Weissenberger-Leduc, M., & Weiberg, A. (2011). Gewalt und Demenz. Wien: Springer.

Weisser Ring. (2019). Abgerufen am 23. 06 2019 um 12.05 Uhr von https://weisser-ring.de/hilfe-fuer-opfer/opfer-telefon

Weltgesundheitsorganisation WHO. (2019). Weltgesundheitsorganisation. Abgerufen am 26. Mai 2019 um 16:25 Uhr von Weltbericht Gewalt und Gesundheit Seite 6: https://www.who.int/violence_injury_prevention/violence/world_report/en/summary_ge.pdf

11. Abbildungsverzeichnis

12. Abkürzungsverzeichnis

ProDeMa   Professionelles-Deeskalations- Management -im Gesundheits- und Sozialwesen

WHO   Weltgesundheitsorganisation

bzw.   beziehungsweise

NRW   Nordrhein-Westfalen

z.B.   zum Beispiel

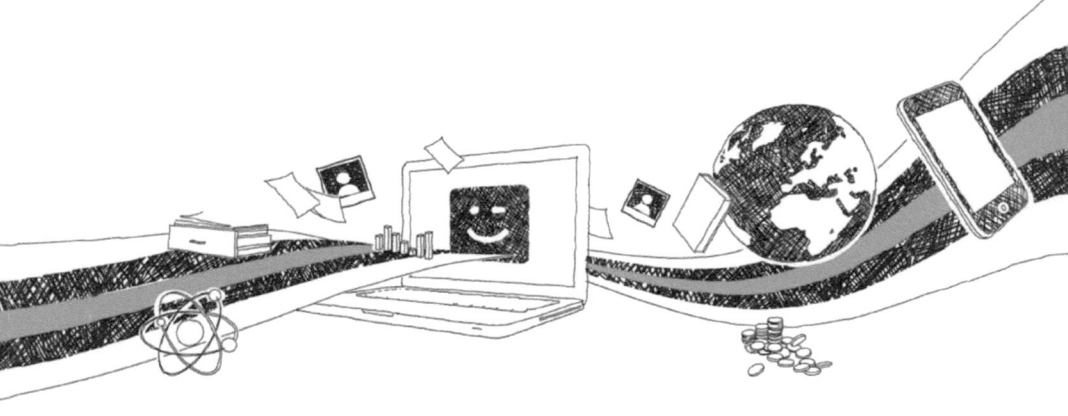
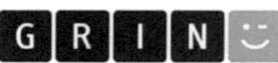